W0399614

Impressum

© 2017 Dr. Stefan Dietsche

Das Werk ist urheberrechtlich geschützt.
Alle Rechte vorbehalten.

Nachdruck, auch auszugsweise, sowie Verbreitung durch Bild, Funk, Fernsehen und Internet, durch fotomechanische Wiedergabe, Tonträger und Datenverarbeitungs-systeme jeder Art ist ohne Zustimmung des Autors urheberrechtswidrig und strafbar. Dies gilt auch für Übersetzungen und Mikroverfilmungen.

Es wird darauf verwiesen, dass alle Angaben in diesem Buch trotz sorgfältiger Bearbeitung ohne Gewähr erfolgen und eine Haftung der Autoren ausgeschlossen ist.

1. Auflage 2017
Druck und Vertrieb: www.epubli.de

Dr. Stefan Dietsche

Das Gift steckt im Detail!

Der Ratgeber, wie Sie Schadstoffe aus Ihrem Alltag verbannen und gesünder leben können

Inhalt

Liebe Leserin, lieber Leser,

wir leben im Zeitalter der chronisch-entzündlichen Erkrankungen: Rheuma, Diabetes, Depression und Burnout, Herz-Kreislauf-, Schilddrüsen- sowie Darmerkrankungen, Allergien, Unfruchtbarkeit und Krebs seien genannt, um nur einige Beispiele zu nennen. Die chronische Entzündung ist „die Epidemie der Moderne".
Seit Jahrzehnten steigen die Zahlen der jährlichen Neuerkrankungen dramatisch, gleichzeitig sinkt das Durchschnittsalter der Neuerkrankten. Die Ursache sieht auch die Weltgesundheitsorganisation WHO in der immer weiter zunehmenden Schadstoffbelastung des Menschen.

90% der medizinischen Forschung wird von der Pharmaindustrie finanziert. Diese sucht nicht nach den Ursachen von Erkrankung, sondern entwickelt meistens symptomatisch wirkende Medikamente. Leider schützt die Politik die Industrie vor der Bevölkerung.
Um sich selbst zu schützen, ist deshalb Eigeninitiative gefragt. Dieses Buch soll Ihnen beim achtsamen Umgang mit Alltagsschadstoffen helfen.

Seit vielen Jahren beschäftige ich mich als klinischer Umwelt-Zahnmediziner wissenschaftlich mit Gesundheit und den Wirkungen von Schadstoffen. Wir wollen präventiv arbeiten, Zivilisationserkrankungen heilen und vor allem verhindern, dass unsere Patienten nach nur kurzer Zeit wieder mit den gleichen Beschwerden in unserer Praxis stehen. Ohne die Ursache einer Krankheit zu ergründen, können wir keines dieser Ziele erreichen.

Die Welt der Stressoren ist fast unbegrenzt. Sie finden sie in Ihrer Wohnung, in Ihren Lebensmitteln und in Ihrer Kleidung, am Arbeitsplatz und dort, wo Sie Ihren Hobbies nachgehen. Oft sind es nur kleine Veränderungen, die eine große Wirkung auf Ihr tägliches Leben haben werden. Sie müssen Sie nur kennen!

In zahlreichen Fortbildungen, auf Kongressen und durch Fachliteratur habe ich in den vergangenen Jahren viele alltagsrelevante Informationen gesammelt, die ich Ihnen hier kurz und knapp in Form einer Checkliste für den Alltag zur Verfügung stelle. Weitere Informationen über die konkreten Auswirkungen der Schadstoffe finden Sie in einem kleinen Lexikon am Ende der Liste.

Kein Stress! Die Checkliste mag lang wirken; Ihnen das Gefühl vermitteln, dass Sie eigentlich kaum etwas richtig machen können, und eine vollständige Umstellung mag mehrere Jahre in Anspruch nehmen.
Doch jeder Anfang ist ein Schritt in die richtige Richtung! Selbst das Verbannen nur weniger Schadstoffe, die in dieser Broschüre genannt sind, kann sich immens auf Ihre Gesundheit auswirken. **Setzen Sie einfach einen Schritt vor den anderen und nehmen Sie sich Zeit.**
Sie werden den Unterschied merken.

Herzlich, Ihr
Dr.med.dent. Stefan Dietsche

Anmerkung

Der Autor erteilt in diesem Buch ausschließlich allgemeine Informationen und Ratschläge zu Gesundheitsfragen rund um Schadstoffbelastungen in unserer direkten Umgebung („*in unserem Alltag*"). Der Autor übernimmt keine Haftung für Schäden irgendwelcher Art, die sich aus der Anwendung der dargestellten Methoden ergeben. Jeder Leser ist für die Anwendung oder den Gebrauch selbst verantwortlich.

Der Autor gibt keine medizinischen Beurteilungen, Beratungen oder Diagnosen ab. Dies erfolgt ausschließlich über Ihren behandelnden Arzt. Da der Inhalt dieses Buches lediglich der allgemeinen Information dient, ist die Geltendmachung von Schadensersatz, die durch den Gebrauch oder Missbrauch dieser Informationen, direkt oder indirekt, mittelbar oder unmittelbar, entsteht, ausgeschlossen.

einfache Sofortmaßnahmen

- WLAN und Handy nachts ausschalten
- Radiowecker und Lampen im Schlafzimmer ein Meter vom Kopf entfernt aufstellen
- regelmässige Stoßlüftung in der gesamten Wohnung
- Kopfkissen und Bettdecke bei 95°C waschen
- Amalgam unter Schutzmaßnahmen entfernen lassen
- Laserdrucker gegen Tintenstrahldrucker austauschen
- parfümierte Produkte reduzieren
- dieses Buch lesen

Das Haus

KÜCHE

- Keine Mikrowelle (Nahrung wird Strahlung ausgesetzt und energetisch wertlos).

- Kein Induktionsherd (auch die Magnetfelder strahlen aus) - oder aber Sie benutzen einen zwei Meter langen Bratpfannenstiel, um sich zu schützen 🙂
ALTERNATIV: Benutzen Sie einen normalen Elektroherd oder Gasherd! Dieser produziert allerdings Abgase, darum bitte gut lüften!

- Keine Teflon-/ Antihaftbeschichtung bei Töpfen und Pfannen, die enthalten Schadstoffe,
ALTERNATIV: Keramikpfanne oder hochwertige und sorgfältig eingebratene Stahl- oder Eisenpfanne benutzen

- In Tupperdosen, Lebensmitteldosen, Getränkedosen, Plastikwasserkocher und Tetrapack sind schädliche Weichmacher enthalten.

ALTERNATIV: „Tupperware“ aus Glas sowie Glasbehälter wiederverwenden

- Keine Plastikgetränkeflaschen (auch hier sind Weichmacher enthalten)

- Kaffeemaschinen können von Schimmel befallen sein. Bitte täglich reinigen und trocknen!

- Keine fertigen Tütensalate. Es besteht Verkeimungsgefahr.

- In Alufolie verpackte Lebensmittel, Kochgeschirr, Getränkedosen, Wasserkocher, Tetrapack, Kaffeekapseln enthalten krankmachendes Aluminium.

- Vermeiden Sie Alufolie vor allem in Kombination mit Salz und Säure (zum Beispiel beim Dünsten von Fisch in Alupapier). Aluminium macht krank!

- Keine Reinigungsprodukte mit den Bezeichnungen „antibakteriell“, „keimtötend“ oder „geruchshemmend“ verwenden.
  ALTERNATIV: Einfache Reinigungsmittel auf Essig- oder Alkoholbasis.

- Vermeiden Sie Reinigungsmittel mit Tensiden. Die Fettlöser schädigen die Mitochondrien und somit den Energiehaushalt.

WOHNZIMMER

- Keine Energiesparlampen. Sie enthalten giftiges Quecksilber, verbreiten Elektrosmog und dünsten flüchtige organische Verbindungen aus. Außerdem kann ihr unnatürliches Licht das Einschlafen behindern.

- Keine Halogenlampenseile (hier bildet sich Elektrosmog) ALTERNATIV: Die herkömmliche Glühbirne oder hochwertige LED mit möglichst natürlichem Lichspektrum, flimmerarm, wenig Elektrosmog (siehe „Öko Test“ 11/2016, z. B. *www.bio-licht.org*)

- Ledermöbel können Gifte enthalten. Regelmäßig gereinigte Polster sind besser!

- Wechseln sie möglichst selten die Wohnzimmereinrichtung. Neue Möbel gasen häufig Schadstoffe aus.

- Holzvertäfelungen, die vor 1980 gebaut wurden, können giftige Holzschutzmittel enthalten. Dasselbe gilt für Antikmöbel. Es ist verdächtig, wenn keine Holzwürmer aktiv sind. Sie erkennen ihre Aktivität an Holzstaubrieselspuren.

- Die meisten Spanplatten, Sperrholz- und Tischlerplatten sowie OSB-Platten setzen lebenslang Formaldehyd frei. Bitte messen sie Formaldehyd mit z. B. Biocheck von der Firma Dräger im Wohnraum.

- Keine Hydrokulturen, sie können Schimmelpilz verbergen.

- Kein Kunstleder, dort sind Weichmacher enthalten

- Keine Leder-/Möbelpolitur! Kokosöl ist die bessere Alternative!

- Keinen „grünen Daumen" zu haben kann auch durch Schadstoffbelastung der Innenräume begründet sein

- Keine Duftkerzen oder Raumluftsprays benutzten! Lüften ist die schadstoffärmere Alternative!

BÜRO

- Verzichten Sie wegen der Strahlenbelastung auf WLAN. Eine kabelgebundene LAN-Anbindung ist nicht gesundheitsschädigend. Sollte ein kompletter Verzicht nicht möglich sein, regulieren Sie die Strahlung am Router herunter, bis der Empfang fast beeinträchtigt ist. Auch eine WLAN-Dimmertasche kann hilfreich sein.

- Wenn Sie einen neuen Computer anschaffen, bedenken Sie: Neue Geräte sind Lösungsmittel- und Weichmacher-"bomben". Lüften Sie in der Anfangszeit besonders viel!

- Benutzen Sie keinen Laserdrucker! Hier entsteht ein Feinstaub-, Lösemittel- und Schwermetallbelastung. (*www.nano-control.de*)
  ALTERNATIV: Tintenstrahldrucker

- Verbannen Sie Ihren Kopierer in einen gut belüfteten Extraraum.

- Benutzen Sie für weniger Elektrosmog keine schnurlosen (DECT), sondern kabelgebundene Telefone. Wenn der Gebrauch eines schnurlosen Telefons nicht zu vermeiden ist, benutzen Sie ein Telefon mit „ECO Modus plus“, „Full ECO Mode“ oder „fulleco“ (ECO Mode reicht nicht! siehe *www.baubiologie-virnich.de*).

- USB-Modems (Sticks) für Laptops strahlen erheblich. Finger weg!

- Laptops strahlen aus der WLAN-und Bluetooth-Antenne, insbesondere an der Unterseite des Geräts. Bei Nichtbenutzung von WLAN/Bluetooth stellen Sie die Funktionen im Laptop aus.

- Legen Sie den Laptop beim Arbeiten nicht ohne Strahlenschutzunterlage auf den Schoß. Benutzen Sie eine schnurgebundene Tastatur auf dem Schreibtisch. (z. B. *www.umweltanalytik.com*)

- Nutzen Sie metallfreie Bürotischgestelle. Diese sind strahlungsärmer.

KINDERZIMMER

- Kinder haben ein schwach entwickeltes Entgiftungssystem und sind gegenüber Schadstoffen deswegen erheblich verletzlicher. Renovieren Sie deshalb spätestestens 3 Monate vor der Geburt das Kinderzimmer, neue Farben, Teppiche und Möbel dünsten erheblich und über Monate aus. Wenn dies nicht möglich ist, erfolgt die Renovierung erst nach dem ersten Lebensjahr.

- Schadstoffe sammeln sich auf dem Fussboden. Da Kinder viel Zeit in Bodennähe verbringen, ist eine Hausstaubmessung sehr sinnvoll. (z. B. *www.anbus.de*).
  Deshalb auch regelmäßig Staubsaugen.

- Achtung, Weichmacher in Teppichen.

- Kaufen Sie Farben oder Lacke für die Wohnung im Öko-Baustoffhandel.

- Spielzeuge mit Plastikgeruch und glänzend-speckiger Oberfläche entsorgen, sie enthalten Weichmacher.
  ALTERNATIV: Second-Hand Spielzeug kaufen. Vorsicht bei Spielzeug aus dem Ausland! Besser weniger und dafür hochwertiges Spielzeug.

- Schwimmflügel, aufblasbares Spielzeug, Planschbecken und Luftballons enthalten erhebliche Mengen Weichmacher. Finger weg!

- Neue Textilien und Stofftiere vor Benutzung mindestens zweimal waschen. Sie sind oft stark schadstoffhaltig.
  ALTERNATIV: Auch hier: Second-Hand-Kleidung!

- Baby-Matratzen können Flammschutzmittel und Weichmacher enthalten. Analysen anfordern. Nach dem Kauf direkt auspacken und lange auslüften.

- Auch in Kinderwagen und Wickelunterlagen können Weichmacher enthalten sein.
  ALTERNATIV: Baumwolle

- Oeko-Tex 100®, LGA tested® und spiel gut® sind verlässliche Prüfsiegel.

- Kopfkissen, Bettdecke und Stofftiere sind schimmelpilzanfällig. Alle zwei bis drei Monate bei 95 Grad waschen!
  ALTERNATIV: Lagern Sie Stofftiere vier Tage lang in einer Plastiktüte im Tiefkühlfach. Das tötet auch Milben.

- Babyschnuller sollte ein polycarbonatfreien Schild haben und BisphenolA- frei sein.

- Durch Babyphones entsteht erheblicher krankmachender Elektrosmog. Die Sendeleistung sollte automatisch abgeschaltet werden, wenn keine Geräusche zu übertragen sind. Bitte stellen Sie das Babyphone außerdem mindestens zwei Meter vom Kind entfernt auf. Kein WLAN- oder DECT- Babyphone.

- WLAN in der Wohnung nur bei Bedarf einschalten

- Lassen Sie ihr Kind nur im Flugmodus mit Smartphone, Tablet und Laptop spielen. Keine Online-Spiele! und möglichst wenig digitale Medien. (*www.diagnose-funk.org*)

SCHLAFZIMMER

- In Dachschrägen besteht erhebliche Schimmelpilzgefahr. Lassen Sie die Umgebung von einem Baubiologen prüfen.

- Ein Baubiologe kann auch auf Elektrosmog testen und die allgemeine Schadstoffbelastung prüfen. Nutzen Sie diese Möglichkeit! Für die nächtliche Regeneration ist die Schadstofffreiheit, besonders im Schlafzimmer, sehr wichtig!

- Auch in Kopfkissen und Bettdecken lauern Schimmelpilze. Waschen Sie sie alle zwei bis drei Monate bei 95 Grad.

- Bei der Matratzenwahl sollten Sie Naturmaterialien bevorzugen. Benutzen Sie keine ausländischen Matratzen, keinen Schaumstoff und keine Metallteile!, wie sie zum Beispiel bei Federkernmatratzen verarbeitet sind. (z. B. *www.grueneerde.com*)

- Naturstoffmatratzen oder Matratzenüberzüge können mit Insektiziden oder Fungiziden behandelt sein. Fragen Sie nach einem schriftlichem Zertifikat.

- Sämtliche Arten von Matratzen können mit Flammschutzmitteln behandelt sein.

- Schimmelpilzgefahr hinter Schränken an Außenwänden. Halten Sie eine Handbreit Abstand zur Wand.

- Matratze wöchentlich wenden (vor allem Naturstoffmatratzen). Alle fünf Jahre sollten Sie eine neue anschaffen.

- Kaufen Sie keine Betten und Schlafmatratzen mit Metallrahmen, Metallfedern und elektrischen Elementen (zum Beispiel zur Neige- und Höhenverstellung).

- Ziehen Sie bei Wasserbetten nachts den Stecker gegen Elektrosmogbelastung. Die Temperatur fällt bis morgens nur um 1Grad.

- Wasserbetten können Weichmacher ausdünsten.

- Das Standard-Pflegebett produziert erheblichen Elektrosmog. Besser mit zweipoliger Abschaltung direkt an der Steckdose benutzen und nur bei Bedarf einschalten.

- Schlafen Sie nicht mit dem Kopf in der Nähe von Steckdosen, Leuchten, elektrischen Weckern und Stromkabeln in der Wand. Mindestens 100 Zentimeter Abstand sollten es sein.

- Steigen Sie auf abgeschirmte Leuchten, Steckdosenleisten und Verlängerungskabel um. Noch besser: Lassen Sie Netzabkoppler/ Nachtfreischalter von einer Elektrofachkraftt installieren. Diese schalten den Strom nachts ab. Achtung! Wichtig ist die messtechnische Kontrolle, weil die elektrische Feldstärke steigen kann.

- Handy und Smartphone als Wecker nur im Flugmodus benutzen!

- Benutzen Sie Heizdecken nur zum Vorwärmen. Sie können extremen Elektrosmog verursachen.

- Mottenkugeln und Mottenstreifen enthalten giftige Insektizide.

- Nutzen Sie Ohrstöpsel gegen ungesunden nächtlichen Lärm, das verbessert ihren Schlaf.

BAD

- In Reinigungsmitteln können Nanopartikel und viel Chemie enthalten sein. Benutzen Sie besser Biomittel!

- Verwenden Sie bei der Reinigung im Haushalt statt Desinfektionsmitteln milde Allzweckreiniger, Schmierseife oder Spiritus. Sie sind weniger schadstoffbelastet.

- Keine Chlorreiniger, Raumluftsprays und WC-Sprays.

- Benutzen Sie duftstofffreie Waschmittel, Duschgels, Seifen und Shampoos, sie enthalten weniger Chemie.

- Verzichten Sie auf Parfüms, sie enthalten viele Allergene und ungesunde Stoffe.

- Meiden Sie Weichmacher und Kunststoffe in Kosmetika. Über die Toxfox-App (s. Linkliste) können Sie Ihre Produkte prüfen.

- Um Schimmel zu vermeiden, lassen Sie nach dem Gebrauch der Waschmaschine das Waschpulverfach und die Trommelklappe zum Trocknen geöffnet.

- Nutzen Sie Deo ohne Aluminium.

- Schalten Sie elektrische Wand- und Fußbodenheizungen beim Badaufenthalt gegen Elektrosmogbelastung aus. Achten Sie beim Kauf auf feldarme Alternativen.

- Für Frauen interessant: Menstruationstassen sind eine gesündere und praktische Alternative zu Tampons. Sie enthalten keine Bleichmittel, kein Formaldehyd, Glyphosat, Kunststoff oder Parfüm. Sie trocknen nicht aus, sparen Geld und verursachen keinen Müll. Im Vergleich: Deutschlandweit werden rund eine Milliarde Tampons pro Jahr verbraucht und weggeworfen.

KELLER, GARAGE UND AUTO

- Keller sind häufig schimmelpilzanfällig und können den gesamten Wohnbereich kontaminieren.

- Vorsicht bei Verbindungstüren zwischen Garage und Wohnbereich, dort können Abgase und Benzol hineinziehen.

- „Duftbäumchen“ im Auto enthalten ungesunde Duftstoffe.

- Neuwagen sind mit Lösungsmitteln, Brandschutzmitteln und Weichmachern belastet. Bis zu 2000 flüchtige Chemikalien befinden sich im Wageninnenraum. Viel lüften! Sensible Menschen sollten besser einen Gebrauchtwagen anschaffen!

- Die Klimaanlage im Auto kann schimmelbelastet sein. Wenn Sie im Auto häufig niesen müssen, lassen Sie die Anlage prüfen.

- Wohnmobile und Campingwagen sind oft stark mit Formaldehyd belastet. Prüfen lassen! Eventuell Filtersystem installieren.

- Vorsicht bei Hobbybastelarbeiten. Lacke, Kleber, Lötzinn und Stäube können schädlich sein.

GARTEN

- Vermeiden Sie Pestizide und Insektizide im Hobbygarten, benutzen Sie beim Verwenden einen Atemschutz.
  ALTERNATIV: Neem- bzw. Niem-Produkte sind ziemlich unbedenkliche Insektizide.

- Glyphosat (wahrscheinlich krebserregend) ist auch im Gartenmarkt erhältlich. Finger weg!

- Imprägnierspray für Kleidung kann Nanopartikel und giftige Fluorverbindungen enthalten.
  ALTERNATIV: Fluorfreie Mittel. Keine Sprays, besser Pumpsprays oder Schaum.

- Grillen Sie Fleisch nicht über Kohle und offener Flamme, dabei werden krebserzeugende Nitrosamine freigesetzt. Benutzen Sie lieber einen Gas- oder Elektrogrill (keine Alufolie/-schalen, siehe Küche)

- Nehmen sie Vitamin C zur Grillparty, um den ungesunden Nitrosaminen entgegen zu wirken

- An Swimmingpools und Whirlpools entstehen giftige Chlorgase (Chlortabletten). Besonders für Babies, Kinder und Lungenerkrankte ist das problematisch.

Tägliches Leben

ERNÄHRUNG

- Das WICHTIGSTE für eine gesunde Ernährung ist kurzgekochtes, grünes Gemüse in allen Varianten.
- Das ZWEITWICHTIGSTE: viel hochwertiges Fett, wenig Kohlenhydrate! (siehe LOGI Kost und Low Carb Diet)
- Gemüse ist viel wichtiger als Früchte. Vorsicht vor zuviel Fruktose in süssen Früchten.
- Hochwertiges Fett macht nicht fett!!
- Kochen Sie regional und saisonal, möglichst mit Bioprodukten. Sie sind weniger schadstoffbelastet.
- Kochen Sie viel mit frischen Kräutern. Sie enthalten besonders reichhaltige Nährstoffe.
- Nehmen Sie nur moderat Rohkost zu sich. Essen Sie ruhig

zwei bis dreimal täglich warm. Dies lässt chronisch kalte Füße im Winter verschwinden.

- Keine Industrie- und Fertigprodukte essen („Esst nichts, wofür geworben wird!"), diese enthalten in der Regel krankmachende Zusatz-, Farb- und Konservierungsstoffe

- Keine gentechnisch veränderten Lebensmittel essen!

- Auch hochwertiges Gemüse stets gründlich waschen!

- Viele Schadstoffe sind fettlöslich, deshalb besser hochwertige Bio-Öle benutzen

- Zum Braten Butter von weidegefütterten Tieren, Ghee oder Kokosöl verwenden. Andere Öle nur kalt verwenden, das heißt: nach dem Kochen zugeben.

- Wechseln sie häufiger die Ölsorte.

- Kein Sonnenblumenöl, Distelöl, Hanföl und Sojaöl benutzen. Sie enthalten entzündungsförderndes Omega 6.

- Das wichtige antientzündliche Omega 3 ist in Fischöl (schwermetallgereinigt), Avocado, Macademia- und Haselnüssen, Oliven und Olivenöl, Leinöl und Walnussöl enthalten. Erst am Ende des Kochens dazugeben.

- Keine Margarine verwenden. Sie enthält ungesunde Fette und Zusätze.

- Butter ist gesund, hören sie nicht auf die Cholesterinlüge!

- Trinken Sie gesundes Wasser. Schaffen Sie sich einen Aktivkohlefilter oder Umkehrosmosefilter an. Dann brauchen Sie auch nie mehr Plastikflaschen und Wasserkästen schleppen! Verwenden sie keinen der beworbenen Tischfilter.

- Trinken Sie morgens nach dem Aufstehen ein großes Glas warmes Wasser.

- Essen Sie wenig Wurst und gegrilltes Fleisch, maximal eine kleine Portion ein- oder zweimal pro Woche. Vegetarische Ernährung ist erheblich weniger krebserregend. (WHO)

- Wildbret ist stark schwermetallbelastet und strahlenbelastet (Tschernobyl) Finger weg!

- Veganer/ Vegetarier sollten regelmäßig B12 und Carnitin messen und gegebenenfalls zusätzlich einnehmen.

- Fisch essen ist, aufgrund der mehrfach toxischen Belastungen, nicht mehr gesund. Die Fischerei hat massive Probleme die Grenzwerte einzuhalten. Bitte essen nur 1-2 mal im Monat Fisch, weil es schmeckt. Das Omega 3 Defizit können sie mit schadstoffgereinigtem Fisch- oder Algenöl ausgleichen. (z. B. ORF Beitrag bei youtube: „Fisch ist das giftigste Lebensmittel der Welt“)

- „Zucker ist ein Gift und Krebs liebt Zucker!“, sagt die Wissenschaft. Vermeiden Sie Zucker. Er ist ein Suchtstoff wie Alkohol und Drogen.

- Ebenso ungesund ist zu viel Fruktose! Säfte, süße Früchte,

Trockenfrüchte. 90 Prozent aller Fertigprodukte enthalten sehr viel Fruktose und Zucker.

- Trinken Sie nur frischgepresste Säfte!

- Keine Lightprodukte – die sind sehr zuckerhaltig. Motto: Fett raus, Zucker rein!

- Keine chemischen Süßstoffe. Aspartam ist krebserregend. ALTERNATIV: (Bio)-Xylit

- Eine gesunde Ernährungsweise beinhaltet frische Gemüsemoothies mit wenig Süßungsmittel und wenig süßen Früchten.

DARM

Der Darm ist ein Teil des Immunsystem und rückt zunehmend ins Visier der Medizin. Sämtliche Schleimhäute des Körpers wie Zahnfleisch, Lunge, Nase und die Geschlechtsorgane stehen in Verbindung mit der Darmschleimhautfunktion. Der Darm beeinflusst die Gehirnfunktion, das Gefühlsleben und die Hormonproduktion.

- Antibiotika, Zucker, Nahrungsmittelzusatzstoffe, Fertignahrung, Medikamente, Alkohol, Rauchen und Lebensmittelunverträglichkeiten schädigen den Darm.

- Sämtliche Zahnmetalle, Zahnkleber, Kunststoffe können Magen- und Darmschleimhautschäden verursachen.

- Darmschäden können auch Veränderungen der Immunreaktionen, auf eigentlich „gesunde“ Nahrungsmittel möglich machen. So entstehen Nahrungsmittelunverträglichkeiten.

- Toxischer Metallabrieb aus Amalgam kann die Entstehung eines Darmpilzes begünstigen.

- Die Haut ist das Ausdrucksorgan des Darms! Deshalb sollten Hautprobleme zunächst im Darm und nicht auf der Haut therapiert werden.

- Eine Darmsanierung hilft bei vielen akuten und chronischen Krankheiten und verbessert die Aufnahme von Nährstoffen.

NÄHRSTOFFE

- Nährstoffe sind unter anderem Mineralien, Vitamine, sekundäre Pflanzenstoffe, Fette und Aminosäuren. Sie sind an allen Prozessen im Körper beteiligt und machen diese oft erst möglich.

- Sie helfen bei der Entgiftung von Umweltgiften.

- Nährstoffmängel sind sehr verbreitet und verursachen Krankheiten. Lassen Sie deshalb Ihren Nährstoffhaushalt von einem kompetenten Nährstofftherapeuten messen und gegebenenfalls ergänzen.

- Der Mensch erkrankt nicht, weil ihm die Medikamente fehlen, sondern die Mikronährstoffe.

- Ohne Nährstoffe ist keine Energieproduktion (ATP) im Körper möglich.

- Das Entgiftungssystem sollte gut funktionieren. Lassen Sie Ihren Vitamin D Wert messen und bei Bedarf aufbauen.

- Kaufen Sie keine Billigpräparate.

SCHWANGERSCHAFT

Die Entwicklung des ungeborenen Lebens ist sehr anfällig für Schadstoffe und Bedarf heutzutage eines besonders vorsichtigen Verhaltens der schwangeren Mutter.

- Meiden sie Weichmacher (siehe ToxFox App), Handy/WLAN, Duftstoffe, Reinigungsmittel

- Wegen der Ausdünstungen von Farben, Lacken, renovieren sie nicht selber.

- Vor und während der Schwangerschaft dürfen sie nicht an Parododntitis erkrankt sein. Bitte mit dem Zahnarzt abklären.

- Beginnen sie 1 Jahr vorher damit Amalgamfüllungen unter Schutzmassnahmen entfernen und ausleiten zu lassen.

- Lesen sie diesen Ratgeber.

PSYCHE

Psycho-soziale Faktoren sind selbstverständlich ein Teil unserer Gesundheit und werden besser von anderen Autoren besprochen. Aber, eine Reduktion auf nur diese Faktoren ist unzulässig und kann nicht den erwünschten Therapieerfolg erbringen. Ein schadstoff-gestresster Mensch kann mit Depression und Burnout reagieren.

ZÄHNE

Zähne und deren zahnärztliche Versorgung können zu gesamtgesundheitlichen Problemen führen.

- Amalgam besteht zu 50 Prozent aus Quecksilber. Der Abrieb wird 24 Stunden am Tag verschluckt und eingeatmet. Es verdampft bei Zimmertemperatur. Quecksilber ist ein gut erforschtes, starkes Nervengift und verursacht Schäden im Darm, Nervensystem und Immunsystem.

- Eine Amalgamentfernung muss fachgerecht unter besonderen Schutzmaßnahmen erfolgen. (z.B. Kofferdam, Cleanup-Sauger, Hartmetallfräse, Sauerstoff-/ Goldmaske, Zink/ Selen/Chlorella-Substitution)

- Es sollten möglichst keine Metalle (auch kein Gold) im Mund verwendet werden!

- Lassen Sie Zahnmaterialien, Kunststofffüllungen, Kleber

und Zemente im Blut auf Verträglichkeit testen. Bitte kein Hauttest, denn das Hautorgan ist das falsche Organ, um systemische Wirkung nachzuweisen. Eine Medikamentenunverträglich wird ja auch nicht auf der Haut nachgewiesen.

- Keramik und PEEK (Polyetheretherketon) sind zurzeit die unbedenklichsten Werkstoffe.

- Wurzelfüllungen können höchstproblematisch sein und Allgemeinerkrankungen fördern. Ein Bluttest auf Mercaptane-Thioether kann die immunologische Belastung nachweisen.

- Röntgenbilder sind bei Herddiagnostik nur bedingt aussagekräftig, besser DVT (digitale Volumentomographie) oder CT (Computertomographie).

- Kieferorthopädische Klammern, Brackets, Retainer und Drähte enthalten oft noch Nickel und viele andere Metalle, die vom Träger verschluckt werden. Allergische, subtoxische und darmschädigende Wirkung sind möglich. Metallfreie Therapien sind oft möglich.

- Die verwendeten Kunststoffe können Allergien auslösen und Weichmacher enthalten.

- Titanimplante können erhebliche systemische Wirkungen verursachen und sollten vorher auf Verträglichkeit beim Umweltzahnmediziner getestet werden. Keramikimplantate sind zu bevorzugen.

- Parodontitis (Zahnfleischbluten) triggert viele chronische Erkrankungen, Unfruchtbarkeit und Frühgeburten. Das Zahnfleisch darf nie bluten!

- Die ganzheitliche Zahnmedizin rät von fluorhaltiger Zahnpasta ab. Achtung Titandioxid (Nanopartikel) in Zahnpasta!

- Biozahnpasten sind meistens besser, da sie weniger Chemie enthalten.

- Achten Sie darauf, Mundspülungen und Zahnpasten ohne antibakterielle Zusätze wie Chlorhexidin und Triclosan zu benutzen.

Die Wohnung

WOHNORT

Die Wohnnähe zu folgenden Orten kann problematisch sein:

- Tankstellen – hier werden viele Abgase und Benzol freigesetzt. Abstand 50-100 m.
- Flughäfen und deren Einflugschneise – auch diese Region ist abgasbelastet.
- Strommasten, Stromhäuschen, Trafostation – hier ist die Elektrosmog-Belastung hoch. Mindestabstand 15 m.
- Handymasten strahlen sehr, besser vom Baubiologen messen lassen.
- Mülldeponien – verteilen Schimmelsporen, Schwermetalle, Dioxine, PCB und Abgase.

- Überlandleitung. Abstand mindestens 100 m.

- Ziegeleien und Schreinereien – auch hier Abgasgefahr! (z.B. Styropor- Styrole)

- Eisenbahnstrecken – erhöhter Elektrosmog. Abstand 100 m.

- Ländliche Gegend – hier werden viel Chemiedünger und Pestizide benutzt.

- Wälder werden mit Insektiziden gegen Eichenspinner gesprüht.

LÜFTEN

- Mehrmals täglich Stoßlüftungen von fünf bis zehn Minuten ist gut fürs Raumklima. Dadurch soll die gesamte Raumluft ausgetauscht werden. Keine Kipplüftung!

- Installieren Sie einen mobilen Feuchtentlüfter im fensterlosen Badezimmer.

- Bei Badezimmern ohne Fenster sollten Sie nach dem Duschen und Baden das Wasser von Wänden und Boden entfernen. Es braucht dann nicht über die Luft zu trocknen.

- Nasse Handtücher trocknen besser, wenn die Badtür zu anderen beheizten Räumen offen gehalten wird. Wichtig ist eine ausreichend hohe Temperatur im Bad! Warme Luft bindet Wasser besser.

- Eine Dunstabzugshaube mit Abzug ins Freie entfernt viel Feuchtigkeit und bei Gasherden Verbrennungsgase. Dunstabzugshauben mit Umluft sind nicht geeignet.

- Weniger beheizte Räume wie zum Beispiel Schlafzimmer sollten nicht am Abend durch warme Luft anderer beheizter Räume aufgewärmt werden. Im kühleren Raum könnte sonst Kondenswasser entstehen.

- Wenn tagsüber wegen Abwesenheit nicht regelmäßig gelüftet werden kann, lassen Sie die Türen innerhalb der Wohnung geöffnet. Dadurch verteilt sich Feuchtigkeit aus Bad und Küche gleichmäßig.

- Vor allem bei Neubauten sollten Sie unbedingt Hygrometer aufstellen und kontrollieren. Der Feuchtigkeitsgehalt sollte 40- 60 Prozent betragen. Zu trockene Luft ist auch nicht gut. Billighygrometer zeigen oft falsche Messwerte an!

- Hausstaubmilben mögen keine Trockenheit!

HAUSSTAUB

- Bei Verdacht auf Innenraumbelastung lassen Sie unbedingt eine Raumluftuntersuchung durch einen Baubiologen auf verdächtige Schadstoffe durchführen. Wenn unbekannte Baumaterialien, altes Parkett, PVC oder Holzvertäfelung verbaut ist oder Sie merkwürdigen Geruch wahrnehmen, können das Indikatoren für Schadstoffe sein.

- Sie können selbst Hausstaub-Proben mit einem Papierstaubsaugerbeutel nehmen.
(z. B. *www.ifau.org* oder *www.anbus-analytik.de*.)

- Siehe Formaldehyd im letzten Buchteil.

KLEIDUNG

- Neue Kleidung enthält oft viele giftige Substanzen. Sie sollten sie mindestens zweimal waschen. Achten Sie außerdem auf verdächtigen chemischen Geruch.

- Vorsicht bei antibakterieller Sportkleidung. Sie enthält giftiges Tributylzinn oder Nanopartikel.

- Leder und Pelz – zum Beispiel in Schuhen, Kleidung oder Möbeln – sind mit besonders besorgniserregenden Stoffen behandelt.

- Textilien mit den Hinweisen „separat waschen", „vor dem Tragen waschen", „bügelfreie" oder „knitterarme" Stoffe können mit schädlichen Chemikalien behandelt worden sein

- Wolle enthält oft Mottenfraßschutz. „Wollsiegel Qualität" bedeutet mindestens ein Prozent Insektizide.

HAUSTIERE

- Hunde und Katzen können Würmer übertragen. Machen Sie regelmäßig Wurmkuren!
- Floh- und Zeckenhalsbänder sowie Antizeckentropfen für das Fell enthalten giftige Insektizide (Lindan, Pyrethroide).
- In Vogelkäfigen und Aquarien lauert Schimmelpilzgefahr. Häufig reinigen.
- Haustiere leben bodennah und nehmen viele Schadstoffe auf. Ungewöhnliche Erkrankungen wie zum Beispiel Zysten, Leberkrebs oder wankender Gang können auf Schadstoffbelastung hindeuten. Hier sollten Sie Baubiologen und klinische Umweltmediziner einschalten.
- Wenn Sie regelmäßig tote Fliegen auf der Fensterbank vorfinden, kann das ein Hinweis auf Schadstoffbelastung sein.

TRINKWASSER

Trinkwasser ist zunehmend mit Medikamentenrückständen wie Antibabypille, Schmerzmittel, Chlor, Bakterien, Nitraten und Pestiziden aus der konventionellen Landwirtschaft belastet. Die Wasserwerke sind bemüht, die Grenzwertlimits einzuhalten.

- Die Anschaffung eines Aktivkohlefilter ist wichtig. Für Schwerkranke eignen sich Umkehrosmosewasserfilter. Diese filtern 90 bis 98 Prozent der oben genannten Schadstoffe.

- Vorsicht, so mancher bekannter und beworbener Aktivkohlefilter verkeimt schnell und kontaminiert mit Silberionen.

- Vorsicht bei Altbauten aus der Vorkriegszeit, dort wurden noch Bleirohre benutzt! Der Schadstoffgehalt kann gewaltig sein! Problematisch kann die Wasserversorgung der Stadtwerke bis zum Hausanschluss sein.

- Lassen sie belastetes Wasser (zum Beispiel morgens) vor der Benutzung eine Minute (5Liter) durchlaufen und dann als Blumenwasser verwenden.

WÄNDE

- Verwenden Sie möglichst rein mineralische Baustoffe, also vorzugsweise Kalk- und Lehmputze. Gips- und Zementputze sollten möglichst vermieden werden.

- Mineralische Farben wie Lehm-, Kalk-, und Silikatfarben sind den Dispersionen vorzuziehen.

- Es sollten rein mineralische Farben sein, ohne Kunststoffzuschläge.

- Vorsicht bei Baustoffen, Putz oder Farben mit der Bezeichnung „hoch vergütet“ oder „besonders leicht zu verarbeiten“. Sie sind meist kunststoffhaltig.

- Das oben Gesagte gilt auch für Dispersionsfarben. Hier am besten Farben von Naturfarben-Herstellern verwenden, nicht die bei den Handwerkern so beliebten Produkte der „klassischen“ großen Hersteller.

- Seien Sie vorsichtig mit Lösemitteln, Topfkonservierern, Glykolen und Fungiziden („schimmelhemmende“ Farben, z. B. fürs Bad).

- Das Siegel „blauer Engel“ ist nicht verlässlich.

- Alte Farben sollten wegen chemischer und mikrobiologischer Veränderung nicht verwendet, sondern fachgerecht entsorgt werden.

- Verwendete Farben mit Handyphoto dokumentieren.

BÖDEN

- Vorsicht bei Bodenbelägen, Unterbodenfüllung und Nivillierungsmaterial, die vor 1980 verlegt wurden. Hier lauern vielfach giftige und asbesthaltige Parkettkleber. Lassen Sie die Umgebung von einem Baubiologen messen.

- PVC-Boden enthält bis zu 70 Prozent Weichmacher, die dauerhaft ausdampfen. Nicht verwenden. Achtung, auch keine Teppiche mit PVC- Rücken.

- Alte PVC Böden können zudem Asbest enthalten. Bitte lassen Sie die Sanierung von Fachpersonal durchführen (siehe technische Regeln für Gefahrstoffe/ TRGS).

- In Laminat können Weichmacher und Formaldehyd auffindbar sein.
  ALTERNATIV: Nutzen Sie Fliesen, Linoleum, Naturholzparkett, expandierter Kork (kein Presskork!).

- Provokationstest: Nehmen sie zum Testen das neue Material über Nacht mit ins Bett.

- Vorsicht! Oberflächenversiegelungen und Lacke enthalten zusätzlich Gifte.

- Wollteppiche und Wollbilder können starke Gifte enthalten. Stoffe, die mit dem Deutschen Wollsiegel ausgewiesen sind, beinhalten mindestens ein Prozent Pyrethroide und Insektizide.

- Synthetische Teppiche enthalten Weichmacher und andere ungesunde Zusatzstoffe. Strenger Geruch ist ein gutes Warnsignal.

- Verkleben Sie Teppichböden nicht komplett, besser den Teppich spannen. Teppich- und Fliesenkleber können giftige flüchtige Substanzen enthalten. Achten Sie auf den ausgewiesenen Emicode, er steht für schadstoffarme Substanzen.

Kleines Schadstofflexikon

Aluminium

Steht in Verdacht, bei Krebs und neurologischen Erkrankungen beteiligt zu sein. Belastet sein können unter anderem Kosmetika, Deo-Roller, Konserven- und Getränkedosen, auch Tetrapacks, Aluminiumfolien sowie darin verpackte Nahrungsmittel, Impfstoffe, Toner, Aluminiumsilikat als Bestandteil der Lebensmittelfarbe E 173 in Backwaren, Backpulver, Schmelzkäse, sauer eingelegten Gemüsekonserven, Kaffeeweißern, Speisesalz und Gewürzen, Nagellack, Dentalzemente, Überzüge von Zuckerwaren. siehe *www.bmg.gv.at* (dann Aluminium- Toxikologie eingeben, PDF Datei)

Duftstoffe

Weniger ist mehr! Meiden sie möglichst Duftstoffe. In Deutschland gibt es 15 Prozent duftstoffsensible Menschen, in den USA 15 bis 30 Prozent. Duftstoffe stehen hinter Nickel auf Platz zwei der Allergierangliste. Sie können auf Nerven- und Immunsystem, Lunge, Haut, Samen- und Nierenzellen wirken. Außerdem sind hormonartige und erbgutverändernde Wirkungen möglich.Sie finden sich in der Muttermilch wieder. Duftstoffe finden Sie zum Beispiel in Waschmitteln, Parfüm, Duftkerzen- und Ölen, Duftbäumchen, Zwangsbeduftung in Kaufhäusern und in Kosmetika. Und noch ein kleines Fun-Fact zum Thema Parfüm: Studien zufolge ist einem Drittel der Umwelt ihr Parfüm egal. Ein Drittel fühlt sich belästigt – und lediglich ein Drittel mag es.

Elektrosmog

Es gibt hunderte medizinische Untersuchungen, die belegen, wie krankmachend Handy-, WLAN- und DECT-Strahlung ist. Diese Strahlung gefährdet den Schlaf, verursacht Krankheiten wie Krebs, Herzbeschwerden, Unfruchtbarkeit und Burnout. Die Handylobby ist extrem mächtig. Deshalb erfährt die Bevölkerung nichts davon.
Hier einige Tipps, wie Sie sich schützen können:

- Verzichten Sie möglichst auf WLAN und schalten Sie es in jedem Fall nur bei Bedarf ein. Nachts sollten Sie es unbedingt ausschalten!

- Verzichten Sie auf schnurlose DECT-Telefone. Wenn nicht möglich, greifen Sie zu schnurlose „ECO Modus plus“, „Full ECO Mode“ oder „fulleco“ Telefonen (ECO Mode reicht nicht!). Sie sind deutlich besser.

- Stellen Sie Handy und Smartphone im Schlafzimmer in den Flugmodus.

- Benutzen Sie Ihr Smartphone und Handy möglichst wenig und kurz. Wenn im Bereich des Ohres Erwärmung empfunden wird, ist die Schädigung besonders ausgeprägt. Besser mit Headset oder Lautsprecher telefonieren. Benutzen Sie jedoch kein Bluetooth-Headset.

- Bei Männern können Handys in der Hosentasche Unfruchtbarkeit verursachen.

- Tragen Sie eingeschaltete Handys nicht dicht am Körper, vor allem aber nicht in der Brusttasche am Herzen. Besser ist der Transport in einer Extratasche.

- Deaktivieren Sie mobile Internet- und Datenverbindungen, wenn sie nicht gebraucht werden.

- Laptop und Tablet müssen aktiv in den Flugmodus versetzt werden, sonst suchen sie permanent WLAN und Netz.

- Wenn sie guten Handyempfang im Schlafzimmer haben, lassen sie die Strahlung von einem Baubiologen messen und gegebenenfalls abschirmen.

- Im Auto, im Bus und in der Bahn ist schlechter Empfang. Hier strahlen Handys besonders stark. Stellen Sie sie deshalb in den Flugmodus.

- 10-minütiges Duschen oder ein Bad am Abend (inklusive Kopf) entlastet etwas von der Strahlung.

- Die Einnahme von Antioxidantien kann die täglichen Schäden durch Strahlung (u.a. oxidativer Stress) reduzieren helfen.

- Babyphones strahlen. Verwenden Sie auch hier keine DECT- oder WLAN-Technik. Stellen Sie das Gerät mindestens zwei Meter entfernt vom Baby auf. Baubiologisch geprüfte Geräte sind erhältlich!

- Machen Sie die Elektrosmogabschirmung nicht eigeninitiativ, sondern lassen Sie sie durch einen erfahrenen Baubiologen durchführen.

- Sehr gut: *www.diagnose-funk.org*, Infos, Ratgeber, Wissenschaft!

- DECT-Telefonliste unter: *www.baubiologie-virnich.de/pdf/DECT_zero.pdf*

- Und Bitte, man muss den Kopf nicht um 90 Grad absenken, um in ein Handy zu schauen. Die Orthopäden schimpfen schon. Halten sie das Handy hoch und den Kopf aufrecht.

Formaldehyd

ist krebserregend und verursacht Atemwegserkrankungen, Kopfschmerzen und Allergien. Es kommt vor in Teppichen, Parfum, PET-Flaschen, Zahnmaterialien, Möbeln mit und ohne Sperrholz, Korkplatten, Dämmstoffen, Ausschäum-Materialien, Anstrichstoffen, Farben, Lacken, Parkettsiegeln, Glas- und Steinwolle, Fasermatten, textilen Bodenbelägen, Reinigungs-, Pflege- und Desinfektionsmitteln (Formalin), Kosmetika, zum Beispiel in Mundspülmitteln oder Nagelhärtern, in Tabakrauch und Emissionen von Gasherden und im Zwei-Komponenten-Kleber.

- Bevorzugen sie Vollholzprodukte und wechseln sie selten die Möbel.

- Bei Spanplatten sollten Sie zudem immer auf Euronorm 1 E1 achten (Umweltengel ist nicht verlässlich).

- Achtung: Bei höheren Temperaturen und grösserer Luftfeuchte verdampft mehr Formaldehyd.

- Die WHO hat unlängst den Grenzwert abgesenkt.

- Lassen sie professionell messen oder führen sie selbst einen Formaldehydtest in einzelnen Räumen durch, (z. B. **Biocheck Firma Draeger**). Ab Messwert B muss gehandelt werden, d.h. Umleimer auf freiliegende Spanplattenflächen aufkleben, Löcher zukleben. Lüften allein reicht nicht.

Grenzwerte

Grenzwerte für Schadstoffe sind häufig von der Politik und Industrie ausgehandelt. Unterhalb der Grenzwerte hat man gefälligst gesund zu sein. Die Toxikologie hält weiterhin an dem veralteten linearen Dosis-Wirkungs Prinzip fest. Das bedeutet je mehr Gift desto krankmachender. Diese Ansicht ist überholt, da viele Stoffe (z. B.Weichmacher) im Niedrigdosisbereich grössere Schäden verursachen können als in hohen Dosen. Die gesundheitliche Wirkung eines einzigen Schadstoffs, kann wissenschaftlich gemessen werden. Wie aber mehrere Schadstoffe (unterhalb der Grenzwerte) in der Summe wirken, bleibt in der Diskussion stets unberücksichtigt. Die Hälfte der Deutschen können, genetisch bedingt, schlecht entgiften (Gruss klinische Umweltmedizin). Für diese Menschen gelten Grenzwerte nicht. Also Vorsicht.

Insektenschutz-/ Schädlingsbekämpfungsmittel (Pyrethroide)

Bei einer akuten Vergiftung kommt es zu Reizungen der Haut und der Schleimhäute sowie zu Übelkeit, Schwindel, Müdigkeit und Herzrasen. Bei chronischer Belastung können intellektuelle Beschwerden wie Leistungsabfall, Konzentrations- und Gedächtnisstörungen, Wortfindungsstörungen und Depression entstehen. Vorsicht, so manches Büro- und Amtsgebäude ist am Wochenende „stillschweigend“ vom Kammerjäger heimgesucht worden. Kammerjägerinterventionen können noch Jahre später belastend wirken. Einige Tipps für Ihren Alltag:

- Gefahr geht insbesondere von Insektensprays, Mottenkugeln, Läusesprays, Ratten- und Mäusegift und Mitteln gegen Kopfläuse und Haustierflöhe aus. Sie sind alle giftig und sollten vermieden werden. Erkundigen Sie sich nach natürlichen Alternativen!

- Suchen sie einen geprüften Schädlingsbekämpfer auf, der schriftliche Nachweise über Qualifikation und Fortbildung aufzeigen kann.

- Das Deutsche Wollsiegel bedeutet, dass ein Mindestgehalt an Mitteln gegen Mottenfraß enthalten ist. Es kann in Schurwoll-, Flokati- und handgewebten Teppichen, in Bildteppichen und in Wollbekleidung enthalten sein.

Vorsicht: Ausländische Teppiche enthalten oft höhere Konzentrationen an Gift!

- Vorsicht mit giftigen Holzschutzmitteln in Antikmöbeln.

Kunststoff

ist ein häufiges Allergen und enthält Weichmacher (siehe unten). Er kommt vor in Plastikflaschen, Doseninnenbeschichtungen, Zahnersatzmaterial (Schienen, Füllungen, Kronen, Kleber, Versiegelungen), in Infusionsbestecken, künstlichen Fingernägeln, Kinderspielzeug, Pflastern, Retardtabletten, in der Autoinnenausstattung, in behandelten Lederoberflächen, Papier, Tapeten, Kassenbons und Textilien sowie in Acrylatklebern, Lacken und Farben. *www.bund.net* siehe Plastikfasten.

Medikamente

haben immer Nebenwirkungen (Beipackzettel) und können untereinander unerwünschte Wechselwirkungen entfalten. Klären Sie die Einnahme unbedingt mit Arzt und Apotheker ab. Medikamente verursachen übrigens auch Nährstoffmängel! Lassen Sie den Nährstoffstatus im Blut untersuchen und nehmen Sie Antibiotika nur bei ernsten, lebensbedrohlichen Zuständen. Sie sollten stets durch die Einnahme eines Probiotikums begleitet werden. Informieren sie ihren Arzt über Selbstmedikation. Arzneimittel-Apps können Wechselwirkungen aufdecken.

Nanopartikel

Die Industrie verwendet zunehmend Nanopartikel um Produkteigenschaften zu verbessern. Es gibt für diese gänzlich andersartigen Substanzen fast keine gesetzliche Regelungen. Die bisherigen nicht-industriellen Studien zeigen bereits besorgnisserregende Ergebnisse. Nanopartikel müssen von der Industrie nicht immer deklariert werden. Typische Vertreter sind Titandioxid (E 171), Siliziumdioxid (E 551), Zinkoxid, Nanosilber (E 174) Sie finden sich z. B. als Überzüge von Dragees, Tabletten und Süsswaren, als Rieselhilfe in Kochsalz, Kaffeweisser, Gewürzmischung, in Kosmetika, Zahnpasta, Sonnenschutzmittel, Reinigungsmitteln, Frischhalteboxen, Schneidebrettern, Innenbeschichtung von Kühlschränken und als antibakteriell wirkendes Nanosilber in Sportbekleidung. Besser meiden.

Nickel

Eines der am meisten vorkommenden Allergene. Taucht auf in Nahrungsmitteln (zum Beispiel in Nüssen, Bananen, Kakao und Schokolade), Trinkwasser, Zahn- und Endoprothesen, Modeschmuck, Piercings, Münzen (besonders in 1- und 2-Euro-Münzen), Tattoofarben, Kosmetika, Textilfarben, in Haushaltsartikeln (zum Beispiel in Bestecken, in Töpfe aus Edelstahl sowie in Kaffeemaschinen), Methylacrylaten, in der Müllverbrennung, bei Industrieemissionen, im Tabakrauch und im Druckertoner.

Schimmel

ist extrem ungesund und in der klinischen Umweltmedizin einer der häufigsten Belastungsfaktoren für den Menschen. Er kann Müdigkeit, Depression, Migräne, Hautekzeme, Augentränen, Atemwegserkrankungen und Leberschäden auslösen. Anfällig sind Dachschrägen, Flachdächer (spätestens nach fünf Jahren), Keller, Schränke an Außenwänden (besser eine Handbreit Abstand zur Außenwand halten), schlecht gedämmte Außenwände, fensterlose Badezimmer, Küche, Neubauten, Haustiere, Käfige, Aquarien, Springbrunnen, Luftbefeuchter, Zimmerpflanzen, Hydrokulturen, Mülltonnen, Komposthaufen, Gipskarton und Styroporisolierungen. Die Luftfeuchtigkeit im Haus sollte zwischen 40 und 60 Prozent liegen (testen Sie den Gehalt mit einem Hygrometer).
Lassen Sie Kaffeemaschine und Waschmaschine nach Gebrauch offen trocknen. Wenn Sie einen Wasserschaden in Ihrer Wohnung hatten, schalten Sie einen Baubiologen ein. Beratung und Analytik auch unter z. B. *www.umweltmykologie.de*

Ab 50 cm^2 muss eine professionelle Schimmelbeseitigung durchgeführt werden. Putzoberfläche muss vom Spezialisten abgetragen werden. Vorsicht mit unaufgeklärten Handwerkern und Vermietern! Schimmel ist nicht immer sichtbar!
www.umweltbundesamt.de siehe Schimmelleitfaden 2016

Benutzen Sie bei Schimmelbefall kein giftiges Schimmelspray. Normaler Haushaltsessig hilft nicht, kaufen Sie stattdessen Spiritus aus dem Bau- oder Drogeriefachhandel, oder 70- bis 80-prozentigen Ethylalkohol (Weingeist) und dies nur für kleine Flächen und Interimslösungen. Wichtig: Gut Lüften und bei der Anwendung Schutzhandschuhe sowie Schutzbrille tragen.

Weichmacher (z. B. Phthalate, Bisphenol A)

Krebs, Unfruchtbarkeit, Allergien, Leber- und Nervenschäden, Übergewicht können durch Weichmacher ausgelöst werden.

Weichmacher sind in:
Plastikflaschen, Kosmetika, Parfums, Deos, PVC- und Laminatbodenbelägen, Teppichen, Möbeln, Kunststoffverpackungen, Innenraumverkleidungen von Autos und Kinderwagen, Wickelunterlagen, Duschvorhängen, Kunstleder, KFZ-Bauteilen, Lacken und Farben, Emulgatoren, (Lebensmittel)-Verpackungen, Dichtmassen, Nagellacken, Kunstleder, Klebstoffen, pharmazeutische Produkten (Time Release Medikamente), Bluttransfusionsbeuteln, Infusionschläuchen, Kathetern, Spielzeugen (bei deutschen Fabrikaten inzwischen verboten), Nahrungsmittelumverpackungen, Tätowierungen und Piercings.

Gegenstände, die nach Plastik riechen, sollten Sie entsorgen.
Vermeiden Sie Plastik, wo es geht.
Oeko-Tex 100®, LGA tested® und spiel gut® sind verlässliche Prüfsiegel.

STRAHLENDE INFORMATIONEN.

Die Strahlung von „HANDYS“ respektive Mobiltelefonen ist möglicherweise nicht so ungefährlich, wie von den Mobilfunkbetreibern immer wieder behauptet wird. Deshalb hat sich die Wiener Ärztekammer in verantwortungsvoller Weise dazu entschlossen, die österreichische Bevölkerung aus medizinischer Sicht über die Möglichkeit negativer Auswirkungen entsprechend zu informieren.

10 MEDIZINISCHE HANDY-REGELN

- **Prinzipiell gilt: So wenig und so kurz wie möglich telefonieren** – Festnetz verwenden oder SMS schreiben. Kinder und Jugendliche unter 16 Jahren sollten Handys nur für den Notfall mitführen!
- **„Der Abstand ist dein Freund“** – das Handy während des Gesprächsaufbaus von Kopf und Körper fernhalten bzw. achten Sie auf den in der Bedienungsanleitung vom Hersteller empfohlenen Abstand. Nutzen Sie die eingebaute Freisprecheinrichtung oder ein Headset!
- **Bei Verwendung von Headsets oder integrierter Freisprecheinrichtung Handys nicht unmittelbar am Körper positionieren** – besondere Vorsicht gilt hier für Schwangere. Bei Männern sind Handys in der Hosentasche ein Risiko für die Fruchtbarkeit. Personen mit elektronischen Implantaten (Herzschrittmacher, Insulinpumpen etc.) müssen auf Abstand achten. Wenn nicht anders möglich: äußere Rocktasche, Rucksack oder Handtasche verwenden!
- **Nicht in Fahrzeugen (Auto, Bus, Bahn) telefonieren** – ohne Außenantenne ist die Strahlung im Fahrzeug höher. Zudem wird man abgelenkt und man belästigt in öffentlichen Verkehrsmitteln die Mitreisenden!
- **Während des Autolenkens herrscht absolutes SMS- und Internetworking-Verbot** – die Ablenkung führt zur Selbstgefährdung und zur Gefährdung anderer Verkehrsteilnehmer!

- **Zu Hause und am Arbeitsplatz über das Festnetz telefonieren** – Internetzugang über LAN-Kabel (z. B. via ADSL, VDSL, Glasfaser) strahlt nicht, ist schnell und datensicher. Dauerstrahlende DECT-Schnurlostelefone, WLAN-Access-Points, Datensticks und LTE-Homebasis-Stationen (Box, Cube etc.) sollten vermieden werden!
- **Gehen Sie öfter offline** oder verwenden Sie den Flugmodus – für Funktionen wie z. B. Musikhören, Kamera, Wecker, Taschenrechner oder Offlinespiele ist nicht immer eine Internetverbindung notwendig!
- **Weniger Apps bedeutet weniger Strahlung** – minimieren Sie die Anzahl der Apps und deaktivieren Sie die meist überflüssigen Hintergrunddienste Ihres Smartphones. Das Deaktivieren von „Mobile Dienste"/„Datennetzmodus" macht aus dem Smartphone wieder ein Handy. Sie sind weiterhin erreichbar, vermeiden aber viel unnötige Strahlung durch Hintergrunddatenverkehr!
- **Vermeiden Sie das Handytelefonieren an Orten mit schlechtem Empfang (Keller, Aufzug etc.)** – in solchen Situationen steigert das Handy die Sendeleistung. Verwenden Sie bei schlechter Empfangsqualität ein Headset oder die Freisprecheinrichtung!
- **Beim Kauf von Handys auf einen möglichst geringen SAR-Wert sowie einen externen Antennenanschluss achten!**

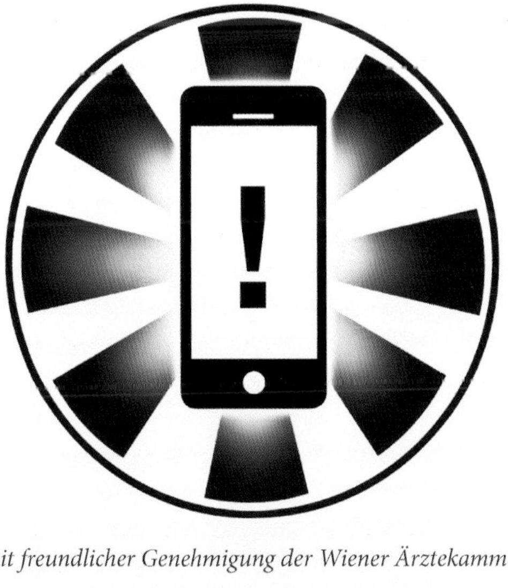

mit freundlicher Genehmigung der Wiener Ärztekammer.

Linksammlung

- *www.baubiologie.net* (Baubiologensuche)
- *www.baubiologie-virnich.de/pdf/DECT_zero.pdf* (DECT Telefonliste)
- *www.bio-licht.org* (LED Lampen)
- *www.bmg.gv.at* (dann Aluminium- Toxikologie eingeben, PDF Datei)
- *www.bremer-umweltinstitut.de* (Umweltlabor)
- *www.bund.net* (Umweltschutz)
- *www.bund.net/toxfox* (Weichmacher App)
- *www.danell.de* (Elektrozubehör)
- *www.deguz.de* (UmweltZahnmediziner)
- *www.dbu-online.de* (Umweltmediziner)
- *www.diagnose-funk.org* (Elektrosmog!!! + sehr gute Literatur und Linkliste)
- *www.europaem.de* (Umweltmediziner)
- *www.danell.de* (Abschirmung, Elektrosmog)

- *www.foodwatch.de* (Lebensmittelschützer)
- *www.imd-berlin.de* (Umweltmedizin Labor)
- *www.ifau.org* (Hausstaubmessung)
- *www.mlhb.de* (Labor für Umwelt)
- *www.mobilfunkstudien.org*
- *www.nano-control.de* (Laserdrucker)
- *www.umweltbundesamt.de* (Schimmelleitfaden 2016)
- *www.umwelterkrankte.de*
- *www.umweltanalytik.com* (Umweltlabor)
- *www.umweltmykologie.de* (Labor für Schimmelanalytik)

Zur Person

Dr. med.dent. Stefan Dietsche
Jahrgang 1966
Ist Umwelt-ZahnMediziner in eigener Praxis und Referent DEGUZ (Deutsche Gesellschaft für Umwelt-Zahnmedizin) EUROPAEM (Europäische Akademie für Umweltmedizin)
Mitglied DEGUZ, EUROPAEM, DBU, Immunologenstammtisch Köln
Amalgamausstiegbeauftragter der EUROPAEM

Danksagung

Ich danke meinen unermüdlichen Lehrern der klinischen Umweltmedizin, UmweltZahnmedizin und Baubiologie:

Dr. Volker von Baehr
Dr. Frank Bartram
Dr. Lutz Höhne
Dr. Kurt Müller
Dr. Peter Ohnsorge
Dr. Martin Virnich

u.v.a.

Notizen

ISBN 978-3-7450-4249-8
9 783745 042498 00001
www.epubli.de